Emile CARRÈRE

AVOCAT

DOCTEUR EN MÉDECINE

LE

Secret Médical

ET LA

DÉCLARATION DES MALADIES CONTAGIEUSES

TOULOUSE

CH. DIRION, LIBRAIRE-ÉDITEUR

22, RUE DE METZ ET RUE DES MARCHANDS, 33

1908

Le
Secret Médical

ET LA

DÉCLARATION DES MALADIES CONTAGIEUSES

Emile CARRÈRE

AVOCAT

DOCTEUR EN MÉDECINE

LE

Secret Médical

ET LA

DÉCLARATION DES MALADIES CONTAGIEUSES

TOULOUSE

CH. DIRION, LIBRAIRE-ÉDITEUR

22, RUE DE METZ ET RUE DES MARCHANDS, 33

—

1908

PRÉFACE

—

La connaissance de jour en jour plus exacte des maladies contagieuses et de leur mode de propagation a posé un problème social d'une importance capitale : la nécessité de la défense de la société contre la contagion, ou, plus précisément, de la défense par la société de ses membres contre les dangers qui les menacent.

Une notion nouvelle s'est ainsi dégagée : le devoir impérieux de protection due à tous par le pouvoir social en matière sanitaire.

Tous les Etats civilisés se sont émus de cette question si essentielle, si vitale, dont l'importance n'est plus à démontrer ; ils ont recherché les

moyens de mettre en œuvre ce devoir de protection et se sont préoccupés de son organisation
pratique. Ils ont pris comme base la déclaration
de ces maladies.

Nous nous proposons d'étudier la solution
adoptée par la législation française; nous en
montrerons les côtés défectueux qui la rendent,
sur certains points inappliquée, presque inapplicable. Nous verrons qu'on lui reproche de ne pas
tenir compte de l'incompatibilité entre la déclaration et le devoir où est le médecin de respecter
le secret de ses malades.

Pour cela, après une étude rapide du secret
médical et de sa nature, dans un chapitre Ier; nous
énoncerons et nous commenterons dans le
chapitre II la législation sanitaire en ce qui concerne la déclaration. Dans un IIIe chapitre, nous
verrons si vraiment le médecin qui déclare une
maladie contagieuse, conformément à la loi, con-
trevient aux prescriptions légales touchant le
secret professionnel. Nous noterons, dans le
chapitre IV, la nouvelle tendance du corps médical
à demander une application plus rigoureuse de la
loi sanitaire et l'extension de la déclaration obligatoire à la tuberculose. Enfin, dans un V^e cha-

pitre, reprenant des vœux récemment formulés à Toulouse, puis à Paris, nous verrons s'il n'y aurait pas lieu de décharger le médecin de la déclaration obligatoire et de l'imposer au chef de famille, au chef d'établissement.

CHAPITRE PREMIER

Le Secret médical. Sa nature.

Tout ce qu'un médecin apprend sur ses malades, dans l'exercice de son art, constitue le secret
médical. Et l'on doit considérer comme tel, non
seulement ce que le malade confie à son médecin,
en le priant de ne pas le divulguer, ce qui serait
une manière ridiculement stricte de l'envisager,
mais aussi tout ce qui peut avoir un caractère
confidentiel, soit dans les déclarations des malades, soit dans les choses révélées au praticien
par l'examen de son client, même à l'insu de ce
dernier.

Il n'est pas dans notre pensée de faire l'histori-
que détaillé du secret professionnel en médecine,
cela dépasserait les limites de notre sujet, et cette
question a, d'ailleurs, été épuisée dans divers
traités de médecine légale. Nous tenons, cependant, à bien mettre en lumière que l'obligation
pour le médecin de respecter le secret de ses
malades remonte à la plus haute antiquité. Le
serment d'Hippocrate, cité par Brouardel (1), en
fait foi. C'est ce serment qui fut appliqué en
France jusqu'à la Révolution. Actuellement, c'est
l'article 378 du Code pénal qui régit cette matière.

En Belgique, la législation, sur ce point, fut
longtemps la même qu'en France. Mais une nouvelle loi fait, aux médecins, une obligation de
violer le secret quand ils *« sont appelés à rendre
témoignage en justice »*.

En Italie, il n'y a pas, non plus, de secret devant la justice.

En Allemagne, l'article du Code pénal qui régit
le cas équivaut sensiblement au nôtre.

En Angleterre enfin, le principe du secret

____

(1) Brouardel. *La Responsabilité médicale et le Secret médical.* Paris,
Baillière, 1898.

n'existe pas, et la législation française y a été, de
la part de Taylor, l'objet de critiques nombreuses
qui semblent prouver que le sens même du principe lui a totalement échappé (1).

L'article 378 de notre Code pénal s'exprime
ainsi : « Les médecins, chirurgiens et autres of-
« ficiers de santé, ainsi que les pharmaciens, les
« sages femmes et toutes autres personnes dépo-
« sitaires, par état ou profession, des secrets
« qu'on leur confie, qui, hors le cas où la loi les
« oblige à se porter dénonciateurs, auront révélé
« ces secrets, seront punis d'un emprisonnement
« d'un mois à six mois et d'une amende de 100
« à 500 francs. »

Nous voyons donc que le seul fait de la divulgation, envisagé en dehors de tout préjudice
causé par elle, entraîne une sanction pénale,
qu'elle ait été faite avec ou sans l'intention de
nuire. Le demandeur, le plaignant, est ici la Société. Mais le médecin n'échappe pas pour cela
aux règles du droit commun, et si le client, victime d'une indiscrétion, peut prouver qu'il en est

(1) TAYLOR. *Traité de Médecine légale.* Traduction du Docteur Coutagne. Paris, 1881, pp. 29 et suiv.

résulté pour lui un dommage, il peut en demander réparation au médecin sous forme de dommages-intérêts, et cela conformément à l'article 1382 du Code civil : « Tout fait quelconque de « l'homme, qui cause à autrui un dommage, « oblige celui par la faute duquel il est arrivé à « le réparer. » Le secret médical doit, au point de vue légal, être considéré comme une règle inflexible, comme un dogme. Ce caractère est amplement justifié par sa haute portée sociale; et l'on ne saurait admettre l'opinion de certains jurisconsultes d'après laquelle le législateur n'aurait eu en vue que l'intérêt de la profession médicale, en voulant lui créer en quelque sorte une auréole et l'ennoblir aux yeux du public.

Il est certain que le rôle du médecin, comme confident, est très beau et d'un caractère très élevé, mais cela est bien plutôt un effet de la loi que son principe générateur. Si le secret médical a été créé, c'est dans un but social; ce n'est pas pour le profit de quelques-uns, c'est dans l'intérêt de tous. Le législateur a manifestement voulu que tout malade puisse avoir dans la discrétion de son médecin une confiance telle qu'il n'hésite pas à lui dire tout son passé pathologique et psychi-

que, toutes ses souffrances actuelles et les causes
qu'il leur attribue. C'est à cette condition seulement que le médecin pourra, en parfaite connaissance de cause, faire profiter son malade des
ressources de la thérapeutique et lui donner un
conseil, une consolation, un encouragement. Si
l'on songe, en outre, aux perturbations profondes
que pourrait amener dans les familles et aussi
dans l'ordre social la divulgation de certains secrets, on ne peut plus douter de la portée supérieure et toute générale des prescriptions de l'article 378 (C. pén.).

Comme nous le disions plus haut, le mot « secret » ne doit pas être pris dans son sens étroit,
c'est-à-dire comprenant seulement les choses
confiées au médecin en le priant de ne pas les
divulguer; mais tout ce qu'il peut apprendre dans
l'interrogatoire ou dans l'examen de son malade
est soumis à l'article 378; c'est l'avis de MM. Dalloz (1). Sur le même sujet, M. Ch. Muteau, conseiller à la Cour, a écrit (2) : « Cet article a pour
« origine la nécessité d'assurer à certains secrets

(1) DALLOZ. *Répertoire de législation*, n° 18.
(2) CH. MUTEAU. *Assistance hospitalière*.

« la barrière d'une infranchissable discrétion.
« Ces secrets sont notamment ceux dont la ré-
« vélation serait de nature à produire des effets
« plus funestes que le fait lui-même, quelque
« grave qu'il fût, qui a fait l'objet de la confi-
« dence. De là, les confidents nécessaires, mé-
« decins, avocats, etc..., et tous leurs auxiliaires,
« chacun dans le cercle de leur profession ou de
« leur état. On ne saurait jamais s'en relever soi-
« même, on ne saurait en être relevé par la per-
« sonne qui l'a confié, même par la justice ; cela
« a été maintes fois jugé. »

L'on demeure surpris quand on lit dans l'ou-
vrage du Docteur Valentino (1) : « De quelque
« côté qu'on l'examine, le secret médical appa-
« raît comme néfaste à la société ; il semble que
« les mesures qu'on prendra pour enrayer la
« maladie seront constamment insuffisantes si
« l'on ne remonte pas résolument à la source du
« mal ; en présence de la dépopulation et de la
« dégénérescence dont les savants nous mena-
« cent, l'urgence s'impose ; et ce qu'il faut, c'est

(1) Docteur Ch. VALENTINO. — *Le Secret professionnel en médecine, sa valeur sociale*. Paris, C. Naud, 1903.

« effondrer à jamais le déplorable principe du
« secret médical. » Certainement, il est des cas
où le secret ne saurait être gardé d'une façon
absolue, sous peine d'aller alors à l'encontre de
son principe directeur : l'intérêt social. Mais, de
ces cas, de ces exceptions, l'article 378 porte le
germe en disant « *hors le cas où la loi les oblige*
« (les médecins) *à se porter dénonciateurs* ». Ce
que la loi a fait, seule la loi peut le défaire. Nous
nous contenterons d'énumérer simplement les cas
où le médecin est relevé du secret et où il ne
saurait même en être question, nous réservant de
développer plus longuement ce qui concerne la
déclaration des maladies contagieuses. Les
autres cas concernent les déclarations de nais-
sance, les expertises, le témoignage devant la
justice. .

Cette question est soulevée par l'article 30
du Code d'instruction criminelle ainsi conçu :
« Toute personne qui aurait été témoin d'un
« attentat soit contre la sûreté publique, soit
« contre la vie ou la propriété d'un individu,
« sera pareillement tenu d'en donner avis au
« Procureur de la République, soit du lieu du
« crime ou du délit, soit du lieu où le prévenu

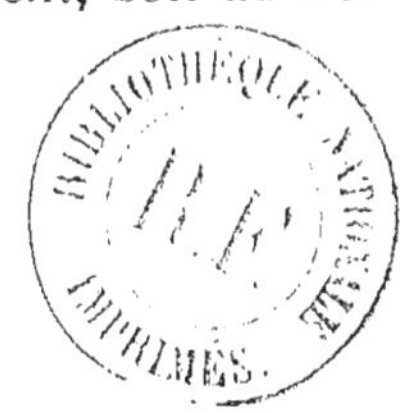

« pourra être trouvé. » M. Hémar (1), conseiller à la Cour de Paris, commente cet article dans les termes suivants : « Nous avons déjà dit que
« le secret médical institué d ans un but d'huma-
« nité ne devait pas prévaloir contre les exigences
« de l'ordre public, et, qu'en conséquence,
« l'homme de l'art qui romprait le silence pour
« accomplir le devoir de la dénonciation civique
« échapperait à toute responsabilité pénale ou
« pécuniaire. L'article 30 du Code d'instruction
« criminelle permet donc la révélation du crime
« ou du délit connus dans l'exercice de la profes-
« sion : Mais l'obligation légale existe-t-elle en
« ce sens qu'une pénalité puisse être invoquée
« en cas de non-accomplissement du devoir ? La
« négative est certaine. L'article 30 du Code
« d'instruction criminelle, de même que l'arti-
« cle 29 sont dénués de sanction. Cette omis-
« sion n'est pas une lacune involontaire. Nous
« en trouvons la preuve dans la discussion pré-
« paratoire de la loi. »

(1) Voir Brouardel. *Exercice de la Médecine.*

CHAPITRE II

Les maladies contagieuses. Législation.

C'est depuis quelques années à peine que s'est
précisée la notion des maladies contagieuses.
Elle existait à l'état latent chez les masses popu-
laires : dès longtemps, elles avaient remarqué,
sans pouvoir les expliquer, la marche des épidémies, la transmission de certaines maladies dont
le caractère effrayait. Brusquement, les décou-
vertes pastoriennes ont établi sur des bases in-
discutables non seulement la notion très nette du
danger que présente le malade au point de vue
de la contagion, mais encore la manière efficace

de prévenir ce danger. Dès lors, les maladies contagieuses ont été considérées, suivant un heureux mot de Brouardel (1), comme des « *maladies évitables* » : on pouvait organiser un système complet de défense. La première idée, celle qui a semblé le plus logique, le plus naturel, est de faire intervenir l'homme qui, professionnellement, est en contact constant avec la maladie, a appris à la connaître et aussi à la combattre, le médecin. Il ne faudrait cependant pas croire que l'idée de ce rôle primordial, attribué par le *consensus omnium* aux médecins en matière sanitaire, soit aussi récente que la découverte de la propagation des maladies. Il est remarquable, en effet, de constater une tendance très nette en ce sens dans la loi du 3 mars 1822, relative aux maladies épidémiques et pestilentielles. Cette loi fut édictée par le Gouvernement français pour protéger la frontière contre l'invasion de l'épidémie de fièvre jaune qui ravageait l'Espagne et le Porgal et contenait des mesures d'une sévérité extrême :

« Art. 10. — Tout agent du Gouvernement

(1) Brouardel. *Exercice de la Médecine*. Paris, Baillière, 1899.

« au dehors, tout fonctionnaire, tout capitaine,
« officier ou chef quelconque d'un bâtiment de
« l'Etat ou de tout autre navire ou embarcation,
« tout médecin, chirurgien, officier de santé atta-
« ché, soit au service sanitaire, soit à un bâti-
« ment de l'Etat ou du Commerce, qui, officielle-
« ment dans une dépêche, un certificat, un
« rapport, une déclaration ou une déposition,
« aurait sciemment altéré ou dissimulé les faits
« de manière à exposer la santé publique, sera
« puni de mort, s'il s'en est suivi une invasion
« pestilentielle.

« Il sera puni des travaux forcés à temps et d'une
« amende de 1,000 à 20,000 francs, lors même
« que son faux exposé n'aurait point occasionné
« d'invasion pestilentielle, s'il était de nature à
« pouvoir y donner lieu en empêchant les pré-
« cautions nécessaires. Les mêmes individus
« seront punis de la dégradation civique et d'une
« amende de 500 à 10.000 francs, s'ils ont exposé
« la santé publique en négligeant, sans excuse lé-
« gitime, d'informer qui de droit des faits à leur
« connaissance de nature à produire ce danger,
« ou si, sans s'être rendus complices d'un des
« crimes prévus par les articles 7, 8 et 9, ils

« auront sciemment, et par leur faute, laissé
« enfreindre ou enfreint eux-mêmes les disposi-
« tions réglementaires qui eussent pu les pré-
« venir. »

Et l'article 13 ajoutait : « Sera puni d'un em-
« prisonnement de quinze jours à trois mois et
« d'une amende de 50 à 500 francs, tout individu
« qui, n'étant dans aucun des cas prévus dans
« les articles précédents, aurait refusé d'obéir à
« des réquisitions d'urgence pour un service
« sanitaire, *ou qui, ayant connaissance d'un*
« *symptôme de maladie pestilentielle, aurait*
« *négligé d'en informer qui de droit. Si le pré-*
« *venu de l'un ou de l'autre de ces délits est*
« *médecin, il sera, en outre, puni d'une inter-*
« *diction de un à cinq ans.* »

Cette législation trouvait son explication dans
la terreur provoquée par l'ignorance où l'on était
du mode de propagation de ces maladies. Aujour-
d'hui, cette crainte n'a plus de raison d'être, et
cependant, il est à noter que cette loi exorbitante,
vraiment draconienne, a toujours son existence;
mais son caractère suranné et aussi les dispositions des lois postérieures sur la matière l'ont

abrogée tacitement ; elle est en effet actuellement inapplicable en droit et en fait.

La première réglementation sérieuse et moderne de la matière est renfermée dans l'article 15 de la loi du 30 novembre 1892 sur l'exercice de la médecine : « Tout docteur, officier de santé ou « sage-femme, est tenu de faire à l'autorité publi- « que, son diagnostic établi, la déclaration des « cas de maladies épidémiques tombées sous son « observation et visées dans le paragraphe sui- « vant : La liste des maladies épidémiques dont « la divulgation n'engage pas le secret profes- « sionnel sera dressée par arrêté du Ministre de « l'intérieur, après avis de l'Académie de Méde- « cine et du Comité consultatif d'hygiène publi- « que de France. Le même arrêté fixera le mode « de déclarations desdites maladies. »

Cette prescription fut suivie d'un décret régle- mentaire en date du 23 novembre 1893.

Comme toute prescription appelle une sanction, celle-ci est édictée par l'article 21 de la même loi du 30 novembre 1892 : « Le Docteur en méde- « cine ou l'officier de santé qui n'aurait pas fait « la déclaration prescrite par l'article 15, sera « puni d'une amende de 50 à 200 francs. » Mais ce texte parut insuffisant. A la suite d'une étude approfondie, est intervenue une législation plus complète, qui est la loi du 16 février 1902, relative à la protection de la santé publique.

Cette loi forme un tout très homogène; elle précise les pouvoirs que possède, en matière sanitaire, le maire dans l'étendue de sa commune. C'est à lui qu'appartient la réglementation. Et, dit l'article premier, il est tenu de prendre les arrêtés nécessaires. Cette obligation est contrôlée et assurée par l'administration préfectorale, en vertu des prescriptions générales de la loi municipale du 5 avril 1884. Le règlement sanitaire obligatoire de chaque commune a pour objet les précautions à prendre pour prévenir et faire cesser les maladies transmissibles; la liste de ces maladies est, d'après l'article 4, dressée par le Ministre de l'intérieur, sur l'avis de l'Académie de Médecine et du Comité consultatif d'hygiène publique de France. Restait enfin l'organisation essentielle de la révélation des maladies contagieuses, dont la prophylaxie doit être assurée par les procédés prévus par la loi. Comme dans la loi de 1892, le principe est que le Corps médical est chargé de faire les déclarations.

Voici le texte de l'article 5 :

« La déclaration à l'autorité publique de tout
« cas de l'une des maladies visées à l'article 4
« est obligatoire pour tout Docteur en médecine,
« officier de santé ou sage-femme, qui en constate
« l'existence. Un arrêté du Ministre de l'intérieur,
« après un avis de l'Académie de Médecine et
« du Comité consultatif d'hygiène publique de
« France, fixe le mode de la déclaration. »

Les sanctions de la loi sont organisées dans
l'article 27, ainsi conçu :

« Sera puni des peines portées à l'article 471
« du Code pénal, quiconque, en dehors des cas
« prévus par l'article 21 de la loi du 30 novem-
« bre 1892, aura commis une contravention aux
« prescriptions des règlements sanitaires prévus
« aux articles 1 et 2, ainsi qu'à celles des arti-
« cles 5, 6, 7, 8 et 14. »

Rappelons, pour plus de clarté, le texte de l'article 471 du Code pénal :

« Seront punis d'amende, depuis 1 franc jus-
« qu'à 5 francs inclusivement..... »

Cette pénalité ne s'applique pas aux médecins,
dont l'infraction est prévue et punie par la loi du
30 novembre 1892; elle ne vise que les tiers qui

ont méconnu l'observation des règlements sanitaires.

La loi est complétée par deux documents im-
portants qui en déterminent l'exécution et qui
sont le décret réglementaire et l'arrêté ministériel
du 10 février 1903.

Voici le texte même des dispositions de l'un et
de l'autre :

DÉCRET DU 10 FÉVRIER 1903

« ART. 1er. — La liste des maladies auxquelles
« sont applicables les dispositions de la loi du
« 15 février 1902 est fixée ainsi qu'il suit en vertu
« des articles 4, 5 et 7 de ladite loi. »

PREMIÈRE PARTIE

**Maladies pour lesquelles la déclaration et la désinfection
sont obligatoires.**

1° Fièvre typhoïde.
2° Typhus exanthématique.
3° Variole et varioloïde.

4° Scarlatine.

5° Rougeole.

6° Diphtérie.

7° Suette miliaire.

8° Choléra et maladies cholériformes.

9° Peste.

10° Fièvre jaune.

11° Dysenterie.

12° Infection puerpérale et ophtalmie des nouveau-nés (lorsque le secret de l'accouchement n'a pas été réclamé).

13° Méningite cérébro-spinale épidémique.

DEUXIÈME PARTIE

Maladies pour lesquelles la déclaration est facultative.

14° Tuberculose pulmonaire.

15° Coqueluche.

16° Grippe.

17° Pneumonie et broncho-pneumonie.

18° Erysipèle.

19° Oreillons.

20° Lèpre.

21° Teigne.

22° Conjonctivité purulente et ophtalmie granuleuse.

« ART. 2. — Pour les maladies mentionnées « dans la deuxième partie de la liste ci-dessus, il « est procédé à la désinfection, après entente avec « les intéressés, soit sur la déclaration des praticiens visés à l'article 5 de la loi du 15 février 1902, soit à la demande des familles, des « chefs de collectivités publiques ou privées, des « Administrations hospitalières ou des Bureaux « d'assistance, sans préjudice de toutes autres « mesures prophylactiques déterminées par le « règlement sanitaire prévu à l'article 1er de « ladite loi. »

Voici maintenant le texte de l'arrêté :

«ART. 1er. — L'autorité publique, chargée, aux « termes de l'article 5 de la loi du 15 février 1902, « de recevoir la déclaration des cas des maladies déterminées en vertu de l'article 4 de « ladite loi, est représentée par M. le Maire et par « le Préfet ou le sous-préfet dans chaque arrondissement. Les praticiens mentionnés dans « l'article 5 précité sont tenus de faire simultanément leur déclaration à l'un et à l'autre dès « qu'ils ont constaté l'existence de la maladie.

« A Paris, la déclaration est faite au Préfet de
« police.

« ART. 2. — La déclaration se fait à l'aide de
« cartes-lettres détachées d'un carnet à souche
« qui portent nécessairement la date de la décla-
« ration, l'indication du malade et de l'habitation
« contaminée, la nature de la maladie désignée
« par un numéro d'ordre suivant la nomenclature
« inscrite à la première page du carnet. Elles
« peuvent contenir, en outre, l'indication des
« mesures prophylactiques jugées utiles : des
« carnets sont mis gratuitement à la disposition
« de tous les docteurs en médecine, officiers de
« santé et sages-femmes.

« ART. 3. — Il est tenu dans chaque arron-
« dissement, par le Préfet ou le sous-préfet, un
« registre spécial où sont inscrits, par ordre
« chronologique, les cas de maladie, la date de
« la déclaration, la désignation des endroits où
« ils se sont produits et le nom du déclarant. Ce
« registre est établi de telle sorte que chaque
« commune de l'arrondissement soit représentée
« par un ou plusieurs feuillets permettant de
« suivre le développement d'une épidémie et de
« rendre compte à toute époque de l'état sani-

« taire d'une commune ou d'une ville. A la fin de
« chaque mois, le registre est récapitulé sur un
« état transmis au Ministère de l'intérieur.

« Art. 4. — L'arrêté ministériel du 23 no-
« vembre 1893 est rapporté. »

Tel est le système complet de la loi de 1902.

Avant d'examiner sa valeur législative et d'étudier son fonctionnement, il n'est pas inutile de
rechercher rapidement quelles sont les mesures prises par les nations étrangères dans la
même matière.

Partout s'est fait sentir le même besoin de défense sociale contre les fléaux qui menacent la
vie humaine. Et il est remarquable que la base
de toutes les législations est, comme en France,
accompagnée ou non de mesures plus ou moins
sévères : la déclaration médicale.

En Allemagne, la déclaration est obligatoire
depuis 1832. En Angleterre, elle l'est également; de même en Hongrie, en Belgique, en
Suisse. Le Danemark, la Suède, la Norvège
et la Finlande sanctionnent le défaut de déclaration et édictent des peines spéciales au cas
de contamination. Enfin, la Hollande va jusqu'à
la publicité, par voie d'affichage, de la maladie,

Brouardel signale même qu'étant allé, en 1885, au Congrès de la Haye, il vit flotter sur le palais royal le pavillon jaune destiné à signaler les maisons où avait éclaté une maladie contagieuse. La jeune reine était atteinte de rougeole.

Le monde moderne tout entier s'arme donc contre le fléau.

Il n'est pas douteux, en effet, qu'une fois connus, le principe et le mode de propagation de la maladie, la société ne peut, sans commettre un crime envers ses membres, se désintéresser de la protection qui doit enrayer le mal. Certes, les moyens actuels de lutte peuvent permettre de combattre une épidémie ; mais combien n'est-il pas préférable de prévenir l'apparition des maladies évitables par l'application de mesures intelligentes et efficaces.

Et alors se pose la question si importante du conflit des droits de l'individu et du droit de la société, thèse philosophique et sociologique intéressante sans doute, mais dont la conclusion actuelle ne peut être douteuse. Tant que le malade est un danger pour ses semblables, et que, par lui-même et par ses propres moyens, il est dans l'incapacité de se rendre inoffensif vis-à-vis de ses concitoyens, la société a non seulement le droit, mais encore le devoir d'intervenir pour protéger ses membres.

Cependant, l'application de ce principe d'intervention ne doit pas être brutale, cela n'est pas douteux. Il faut et l'on peut tout concilier, et cela dans l'intérêt même de la vie quotidienne. Il y a une question de mesure, et nous verrons plus loin que ce principe de modalité est peut-être ce qui manque le plus à la loi que nous étudions.

Ce principe de défense, d'une haute portée sociale, étant posé, examinons la législation française.

La comparaison des deux textes de 1892 et de 1902 suggère cette idée qu'ils sont en tout semblables, et que la loi de 1902 n'a fait que répéter presque sous la même forme les prescriptions de la loi de 1892. Dans l'une et dans l'autre existe pour le médecin l'obligation de la déclaration. Cette déclaration doit être faite par lui *sitôt son diagnostic établi,* dans le premier texte ; *sitôt qu'il a constaté l'existence de la maladie,* dans le deuxième. Si donc la loi de 1902 avait mentionné la pénalité spéciale de la loi de 1892, elle aurait pu abroger explicitement cette dernière.

Cela eût été logique. En effet, il n'est pas douteux que c'est d'une manière pour ainsi dire accidentelle que la prescription de la loi de 1892 a réglementé une matière aussi grave dans la loi d'organisation médicale où elle n'a que faire ; cela ressemble étrangement à un de ces escamotages législatifs par lesquels on glisse dans une loi un texte presque étranger à la question qu'elle traite, uniquement pour l'amorcer. De fait, et l'on ne s'en est pas caché, ce n'était que cela ; la preuve en est qu'il a fallu reprendre la matière dans une loi nouvelle qui, elle, forme un tout bien complet ayant pour but unique la protection de la santé publique et l'organisation complète de cette protection.

Nous ne retiendrons de la loi de 1892 que la pénalité édictée contre les médecins : une amende de 50 à 200 francs, c'est-à-dire une peine correctionnelle prononcée par le tribunal correctionnel comme répression d'un délit. Et l'on est frappé de la différence qui existe entre cette pénalité et celle qui atteint les tiers : ici, ce n'est plus qu'une simple contravention punie d'une amende de 1 franc à 5 francs.

Cette différence essentielle marque le caractère

de la prescription et de l'obligation impérieuse imposée aux médecins : eux seuls sont réellement responsables ; les tiers n'ont qu'un rôle effacé et pour ainsi dire nul. Cette distinction ne semble pas avoir été comprise par le Docteur Valentino qui, dans son opuscule précité, approuve, comme une innovation des plus heureuses portant « *au secret professionnel une atteinte très énergique* », la loi de 1902, lorsqu'elle édicte la pénalité de l'article 27. Il ne paraît pas avoir remarqué que la pénalité la plus rigoureuse est renfermée dans la loi de 1892, et que c'est elle qui fixe le véritable caractère du système législatif adopté.

Prenons donc, sauf à la discuter plus loin, cette formule de solution qui semble universellement adoptée : la déclaration, par le médecin, de la maladie contagieuse, et recherchons quelle est l'application de la loi dans la pratique journalière.

On peut répondre, sans hésiter, que cette application est nulle, et que la loi de 1902, précisant et complétant celle de 1892, est, presque partout, restée lettre morte.

Certes, la déclaration est souvent faite ; mais,

bien loin d'être la règle, elle est l'exception, et on peut même dire que lorsqu'elle est faite, c'est toujours dans les cas de déclaration obligatoire et jamais dans les cas de déclaration facultative prévus par le décret de 1903.

Le plus récent écho des justes doléances exprimées par les sommités médicales se trouve dans le rapport présenté au Ministre de l'intérieur par M. le Professeur Fernand Widal, le 16 juin 1908 (1), lu dans la séance de l'Académie de médecine du même jour.

Malgré tant d'efforts, la loi reste encore trop souvent inappliquée. La déclaration des maladies transmissibles ne se fait que très irrégulièrement ; les moyens de désinfection sont insuffisants dans beaucoup de circonscriptions, et le plus grand nombre de localités rurales reste dans un état d'insalubrité lamentable dont elles n'essaient pas de sortir malgré les prescriptions légales.

Chute étonnante d'un monument législatif d'une si haute portée sociale et d'une utilité si essentielle à la vie du pays.

______

(1) *Bulletin de l'Académie de Médecine*, séance du 16 juin 1908.

On le voit, l'opposition vient, des médecins
chargés d'assurer l'exécution de la loi. Quelles
raisons graves peuvent-ils donc invoquer ?

Les motifs allégués pour expliquer cette
étrange inertie de leur part, et même, pouvons-
nous ajouter, de la part des pouvoirs publics qui
ne poursuivent pas les nombreuses infractions
commises, se ramènent à deux catégories prin-
cipales :

Les premiers ont trait à l'inutilité pratique de
la réglementation par suite du défaut d'organisation suffisante des services de désinfection.

Les seconds proviennent de l'opposition essentielle que le médecin croit constater entre la
prescription légale et l'obligation primordiale du
secret professionnel.

Il n'est pas douteux que ces deux catégories
sont d'importance inégale.

La première série d'objections ne peut en
vérité se soutenir. Il n'appartient à personne
d'éluder les prescriptions d'une loi, sous prétexte
qu'on les juge inutiles ou même néfastes. Pré-
tendre le contraire serait soumettre au contrôle
désordonné de chaque individu les deux grands

pouvoirs de l'Etat, qui sont le pouvoir législatif et le pouvoir judiciaire.

La déclaration d'une maladie contagieuse n'a, prétend-on, d'utilité que si un service de désinfection suffisant et complet a assuré d'une manière définitive la protection du milieu social, famille ou cité ; mais à quoi bon, indépendamment de toutes autres considérations, engager cette procédure, si aucune suite ne doit lui être donnée pour cause du défaut d'organisation de ce service.

Voici comment s'exprime, à ce sujet, M. le Professeur Widal, dans son rapport précité :

« L'insuffisance du service de la désinfection,
« dans beaucoup de circonscriptions, n'est pas
« une excuse valable pour se dérober à l'obliga-
« tion de la déclaration d'une maladie transmis-
« sible. En l'absence de sanction pratique, la
« déclaration, disent certains médecins, devient
« inutile et, dès lors, à quoi bon prendre des
« mesures vexatoires et sans profit pour le ma-
« lade et son entourage? A cela, on peut répondre
« que la loi est la loi et que ceux qui ont mission
« de l'exécuter n'ont ni à la discuter, ni à l'en-
« freindre. Croire, d'autre part, que la désinfec-

« tion soit le seul but visé par la déclaration est
« méconnaître la plupart des avantages que l'on
« peut tirer de cette arme prophylactique. Une
« municipalité avertie de l'explosion des premiers
« cas d'une maladie épidémique peut, immédia-
« tement, prendre les mesures propres à empê-
« cher leur diffusion. »

Nous ne pouvons que nous ranger à l'expres-
sion si nette et si formelle de la réfutation de
cette théorie néfaste. L'inertie et la routine n'ont
pas de meilleur prétexte. Lorsqu'on considère
les efforts méritoires faits depuis si peu d'années
dans la voie de l'organisation hygiénique et sanitaire, il est presque humiliant de penser que certains médecins hésitent à se faire les auxiliaires
du progrès pour le motif anti-scientifique au premier chef qu'ils ne craignent pas d'invoquer.
Proclamons, bien au contraire, qu'un médecin,
soucieux de son devoir, doit toujours aider de
toutes ses forces à la prophylaxie des maladies
contagieuses, et, par ses déclarations sincères
et répétées toutes les fois qu'il y a lieu, obliger
en quelque sorte les pouvoirs publics à organiser les moyens de défense, s'ils ont négligé de le
faire. Là est le véritable rôle du médecin ; voilà

comment peut s'accomplir sa haute mission sociale.

Ecartons donc cet argument, il est négligeable.

Mais le second ordre d'objections, tiré de l'application du secret médical, est d'une gravité telle, il touche si essentiellement à cette obligation primordiale, à ce dogme que nous avons proclamé intangible, qu'il est indispensable de l'étudier de très près. Nous aurons ainsi l'explication claire du conflit que nous venons de signaler.

CHAPITRE III

Secret médical et déclaration.

Nous avons essayé, dans les deux chapitres précédents, de préciser autant que possible la nature, le sens et la portée des deux grands principes qui se heurtent dans la législation relative aux maladies contagieuses : le secret médical d'une part, l'intérêt général de défense sanitaire de l'autre. Nous avons montré que tous deux ont une signification sociale élevée, et qu'ils sont l'un et l'autre d'une importance capitale pour l'existence même de la société.

Cependant, il serait erroné d'établir entre eux une comparaison et de vouloir les peser à la même balance. Est-il possible, est-il même raisonnable de les élever l'un devant l'autre, de les opposer, de créer entre eux un conflit redoutable qui doit détruire un des deux? Non, certes. Jamais, on peut le dire, le grand principe : « *Salus populi suprema lex esto* » n'a eu une application plus impérieuse ; sans hésitation possible, l'intérêt de défense contre les maladies épidémiques doit l'emporter sur la garantie donnée au malade par le secret professionnel.

Cette solution ne peut faire aucun doute ; au reste, il est remarquable que les maîtres de la science médico-légale, d'accord avec les hygiénistes, ont toujours affirmé très hautement et très nettement le principe du respect de la loi.

« L'invocation du secret professionnel, dit « M. Widal, est une excuse inadmissible. Là où « la loi ordonne, le médecin est délié de toute « obligation envers son client. »

Et il est à remarquer qu'en édictant des exceptions limitées, la loi a, par le fait même, renforcé tacitement le dogme du secret médical en général. Ces exceptions sont de celles dont on peut dire qu'elles donnent à la règle une confirmation évidente.

Il est certain qu'il y a, chez la plupart des médecins, une résistance sinon irraisonnée, du
moins mal raisonnée, qu'il faut vaincre ; et l'on
comprend que certains de leurs confrères qui
ont assisté à l'élaboration de la loi, mieux placés
pour apprécier le conflit des deux prescriptions,
éprouvent de l'irritation à constater l'obstination
avec laquelle on dresse devant la loi cet obstacle
qu'est le secret professionnel.

Cependant, l'objection vaut la peine qu'on l'examine ; ne nous contentons pas d'enregistrer une
formule de condamnation, et recherchons si
cette résistance est fondée.

Les médecins prétendent que l'obligation de la
déclaration est contraire au secret médical. La
double étude à laquelle nous venons de procéder
nous permet de répondre négativement et de
proclamer que ceux qui soutiennent une pareille
thèse ne comprennent pas la véritable nature du
secret médical.

En effet, pour si général, pour si impérieux
qu'il soit, le secret médical n'est pas un principe
absolu, définitif et supérieur à tout. Il serait pro-
fondément inexact de le croire issu d'une sorte de
notion métaphysique qui l'établirait dans l'unique

domaine de la conscience du médecin. Non, le secret professionnel n'a aujourd'hui qu'une base : la loi. Il n'a pas une portée quasi-religieuse, mais une portée sociale; par suite, il participe de la relativité de toute chose humaine, et c'est sous cet aspect unique qu'il doit être envisagé.

Cela étant, du moment que la loi l'a créé, la loi peut le détruire, et l'on ne pourrait approuver un médecin qui, délié du secret par la loi, cité en témoignage et ayant prêté en son âme et conscience le serment de dire toute la vérité, dissimulerait une partie de cette vérité au nom de considérations philosophiques.

Donc, il est hors de doute que le secret professionnel n'existe que là où la loi l'a mis, et qu'il n'appartient à personne de discuter et de méconnaître une prescription légale, surtout quand elle a un rapport si manifeste avec les besoins supérieurs de la société.

Cependant, admettons, pour un instant, cet excès de scrupules, et étudions les intérêts en présence. De quel droit va-t-on sacrifier l'un à l'autre, et si on les examine impartialement, peut-on balancer ?

L'intérêt sauvegardé par le respect du secret

médical est essentiellement, dans le cas particulier, celui du malade traité, de sa famille, enfin
plus subsidiairement des tiers qui pourraient être
atteints par sa divulgation.

« La tâche, dit le docteur Widal, est, il faut
« le reconnaître, souvent difficile. Dans un pays
« visité par des étrangers, le médecin, qui doit
« déclarer l'éclosion d'une épidémie de fièvre
« typhoïde, craint de nuire aux intérêts de sa
« cité ; la déclaration d'une maladie transmissible
« chez un commerçant peut mettre l'interdit sur
« son magasin, alors même que son habitation
« est loin du centre de ses affaires. En présence
« de cette quarantaine injustifiée de la part
« de la clientèle, le médecin hésite à faire sa
« déclaration pour sauvegarder les intérêts ma-
« tériels de son client, sans penser que, par une
« telle infraction aux règlements, un cas primi-
« tivement isolé peut devenir l'origine d'un foyer
« épidémique. On ne réforme pas d'un seul coup
« la psychologie des hommes, et une loi qui se
« dresse entre des intérêts si contraires, sans
« tenir compte des faiblesses humaines, risque
« fort d'être caduque dès les premiers temps de
« son application. »

Tout cela est vrai. Mais, en définitive, le médecin est-il juge de ces événements, si douloureux soient-ils ? Evidemment non.

Il doit, au contraire, réfléchir que le législateur, avant d'édicter sa prescription de déclaration, a dû examiner et peser tous les intérêts en présence. Sa règle a été de préférer l'intérêt plus général à l'intérêt particulier. Et le médecin hésitant, timoré, qui ne peut se résoudre à obéir, n'a qu'à s'inspirer de la haute portée sociale de la loi et s'incliner.

Et d'ailleurs, il convient peut-être de ne pas exagérer cet intérêt particulier. Voici comment l'apprécie Brouardel :

« Mais, Messieurs, dans les rapports entre le
« médecin et une famille, tout n'est pas secret,
« les cas sont rares où le médecin doit garder le
« secret du malade envers ses proches ; la famille
« elle-même ne se fait pas faute de divulguer la
« cause du décès d'un de ses membres ; on ne
« voit aucun motif pour dissimuler qu'une per-
« sonne est morte de maladie infectieuse, de la
« typhoïde, de la scarlatine, de la diphtérie ;
« l'administration seule l'ignore. Lorsqu'il s'agit
« de maladies épidémiques, le cas presque uni-

« que dans lequel le secret de la mort doit être
« caché à la famille, c'est quand le décès s'est
« produit dans des circonstances capables de
« jeter le déshonneur sur une ou plusieurs famil-
« les Le public s'inquiète en général fort peu de
« violer le secret de la cause du décès... Vous ne
« violez pas le secret en vous rendant au bureau
« de la Mairie pour faire une déclaration de ma-
« ladie infectieuse, pas plus que vous ne le vio-
« lez en venant demander un conseil au sujet de
« l'un de vos malades à l'un de vos maîtres, at-
« tendu que vous faites cette déclaration au se-
« crétaire de la mairie qui, lui aussi, est tenu de
« garder le secret professionnel. »

Le Docteur Valentino, déja cité, va même plus
loin; le malade, dit-il, « n'apprécie le secret mé-
« dical que s'il y trouve son intérêt; car, pour
« peu qu'il entrevoie un bénéfice à déclarer sa
« maladie, comme le gain d'un procès ou l'obten-
« tion d'une indemnité, le secret médical devient
« un gêneur dont il veut s'affranchir. »

M. H. Benjamin a été amené à faire l'observation suivante : « Si ceux de nos collègues qui
« regardent comme attentatoire à la liberté la dé-
« claration obligatoire, avaient pu m'accompa-

« gner dans quelques maisons où étaient signa-
« lés des cas de maladies contagieuses; s'ils
« avaient pu comme moi se rendre compte de
« l'horreur de certaines chambres où jamais
« l'exercice de leurs clientèles choisies ne les
« conduira; s'ils s'étaient trouvés en face de
« spectacles vraiment terrifiants de misère et de
« dénuement; s'ils avaient pu se dire, en les con-
« templant, que les animaux domestiques sont, la
« plupart du temps, mieux logés, je suis persuadé
« qu'ils regarderaient peut-être comme moins
« redoutable la mesure qui les émeut, quelques
« difficultés qu'on puisse éprouver à l'exiger et
« que je suis loin de me dissimuler. »

Parlerons-nous de la crainte que pourrait éprouver le médecin au point de vue de l'exercice de sa responsabilité civile vis-à-vis du client qui croit avoir éprouvé un dommage? Cette question est évidemment superflue en présence des termes de la loi de 1902; elle intervient si formellement pour dégager la responsabilité du médecin qu'aucun doute ne peut subsister.

Mais il est une question accessoire d'un ordre tout personnel et qui a trait à cet aspect particulier du secret médical qu'est l'intérêt professionnel du médecin.

« La loi est peu appliquée, dit M. Labbé (1),
« parce que la déclaration obligatoire met les
« médecins en opposition avec leurs intérêts, et,
« jusqu'à un certain point, en contradiction avec
« les usages de la discrétion professionnelle. »

Ecartons, sans hésiter, cette appréhension que
pourrait éprouver le médecin de mécontenter sa
clientèle. Certes, il y a là un intérêt pratique puis-
sant, et, par cela même, non négligeable.

Mais la réponse est facile : Si la loi est appliquée par tous, si son caractère impératif s'impose, au besoin même sous des sanctions pénales
importantes, tout le monde devra s'incliner, et en
fait s'inclinera devant elle.

Oui, n'hésitons pas à le reconnaître, le rôle
imposé aux médecins par la législation actuelle
est pénible, délicat. Il risque d'amener dans sa
conscience des froissements pénibles. Mais
rappelons les paroles si formelles de Brouardel :
« La déclaration doit être faite, rien ne doit
« arrêter le médecin ; si l'intérêt de son client
« commande de ne rien dire, l'intérêt de la
« société, beaucoup plus important, lui ordonne
« de se conformer à la loi. »

(1) Voir *Presse médicale*, numéro du 21 décembre 1900.

Là est la règle devant laquelle tous les médecins doivent s'incliner, parce que, pour si brutale qu'elle soit, elle a un fondement rationnel indiscutable. En aucun cas, le médecin n'est juge de la sauvegarde des intérêts privés en présence de l'intérêt social. Rappelons pour terminer le mot profond d'un haut magistrat (1) : « *Nul n'est assez sûr de lui-même pour mettre sa conscience au-dessus de la loi.* »

(1) BRUNO-LACOMBE. — *Le Secret professionnel en médecine.* Discours de rentrée prononcé à la Cour d'appel de Bordeaux.

CHAPITRE IV

Tendances nouvelles. Déclaration
de la tuberculose.

Nous venons de préciser l'état actuel des choses concernant la déclaration des maladies contagieuses, et nous avons montré qu'elle n'est
nullement incompatible avec le secret médical. Il
est intéressant de sortir du domaine de la conscience du médecin, si l'on peut ainsi parler, c'est-
à-dire, en nous plaçant au point de vue de la
société, d'examiner comment elle envisage la
loi, ce qu'elle en attend, et de rechercher les ten-
dances actuelles de réforme et de modifications.

A n'en pas douter, la portée de cette législation apparaît comme si considérable, son importance s'est révélée comme si essentielle, si absolument vitale, que non seulement il se manifeste une volonté énergique d'en généraliser l'application, mais même les esprits les plus distingués, rejetant encore plus loin le dogme du secret, demandent l'extension de ces mesures légales à d'autres maladies.

Tout d'abord, il est dans la logique et dans l'esprit de la loi du 15 février 1902 de modifier le régime créé par le décret réglementaire du 10 février 1903 en ce qui concerne la distinction entre les maladies pour lesquelles la déclaration est obligatoire et celles pour lesquelles elle est facultative. Cette innovation a sans doute été heureuse. En présence des prescriptions impératives de la loi, il était à craindre que les mœurs soient heurtées par son application brutale. La notion est tellement nouvelle, tellement contraire à tout ce qui était admis depuis la plus haute antiquité, qu'une résistance violente, peut-être même une réaction, était à craindre de la part du public contre un principe si juste. C'est donc avec raison que les grandes Assemblées compétentes, consultées par le Gouvernement, ont apporté à la loi un tempérament heureux.

Mais ce n'est là qu'une mesure transitoire. Si nous envisageons les maladies de la deuxième catégorie, nous y trouvons une énumération des plus intéressantes; en tête se place la tuberculose pulmonaire. Or, il est démontré actuellement que cette maladie, éminemment contagieuse, est peut-être celle dont la déclaration serait le plus utile. Par conséquent, il est fatal que cette catégorie soit fondue dans la première, et cela sera accompli lorsque les mœurs auront facilement accepté les mesures de prophylaxie imposées par la loi.

Mais il n'est pas douteux que la grosse question en cette matière est la déclaration obligatoire de la tuberculose.

C'est dans sa séance du 6 mars 1908 que l'Académie de Médecine a discuté en détail cette question.

Autrefois, elle n'aurait même pas osé l'aborder, car elle aurait été trop certaine de trouver dans le public une opposition systématique et rigoureuse, et une mesure de ce genre aurait été considérée comme éminemment vexatoire. C'est ce qui ré-

sulte des remarques émises par M. H. Benjamin.
Mais aujourd'hui, « on s'est, dit-il, de plus en plus
« familiarisé, pour ainsi dire, avec la tubercu-
« lose, depuis que l'on connaît sa nature intime ;
« la grande presse en a souvent entretenu ses
« lecteurs, les Congrès se sont multipliés dans
« les deux médecines, le public en a suivi les tra-
« vaux avec le plus vif intérêt, et on l'a ins-
« truit au sujet de la viande et du lait des ani-
« maux tuberculeux. Quelques-uns de nos émi-
« nents collègues ont, par la plume et par la
« parole, rendu aux malades la consolation et
« l'espoir en proclamant que cette affection était
« curable ; tout cela fait que si on la redoute
« toujours, on la regarde avec des yeux moins
« remplis d'épouvante qu'autrefois. En même
« temps, on s'est occupé de la désinfection, on
« a montré ce qu'elle était, ce qu'elle pourrait et
« devrait être : en un mot, le tuberculeux se sent
« moins isolé ; et comme souvent il est enclin
« aux illusions, il en résulte que ses jours sont
« moins troublés. »

MM. Landouzy et Chauffard demandent
qu'après tout décès par tuberculose ouverte, la
désinfection et, partant, la déclaration soient

obligatoires. M. Albert Robin est aussi « parti-
« san de la désinfection obligatoire après décès,
« et par conséquent de la déclaration de la mort
« par tuberculose ».

« Quant à la déclaration obligatoire durant la
« vie du malade, dit-il, je ne veux ni la combattre
« ni l'appuyer, car elle suppose sinon résolue,
« du moins résolvable, une question préjudicielle
« sur laquelle je crois devoir attirer l'attention
« de l'Académie avant qu'elle ne prenne un
« parti. »

Prenant quelques exemples dans la classe
pauvre, M. A. Robin fait remarquer combien dé-
sastreuse sera la situation de ceux dont la tuberculose sera connue ; l'ouvrier verra se fermer
devant lui la porte de l'usine et ne trouvera même
où loger, les logeurs redoutant la contamination
de leurs locaux. La même question se posera pour
les domestiques, employés, etc...

Dans un but humanitaire très louable, M. A. Robin demande que toutes ces misérables victimes
de la nécessité où est la société de se défendre
contre l'envahissement de la tuberculose ne soient
pas abandonnées et rejetées purement et simplement du sein de la société. Il demande qu'elle

s'en occupe et assure leurs moyens d'existence.

« Je demande qu'avant de voter la déclaration
« obligatoire dont je suis loin de méconnaître
« la nécessité, on s'inquiète du sort qui sera ré-
« servé aux tristes êtres qu'elle aura privés de
« tous moyens d'existence. »

Mais il est un point sur lequel tout le monde est
d'accord : c'est la nécessité de déclarer la tuberculose. C'est qu'en effet l'envahissement de plus
en plus grand de cette maladie réclame des mesures de protection énergiques; et quand la loi
de 1903 promulgua facultative la déclaration de la
tuberculose, elle le fit suivant le texte même du
rapporteur « par manières de transition qui, amé-
liorant l'état actuel, préparent les réformes de
l'avenir ».

Ce qui a permis à M. Landouzy de dire :

« Le vœu que nous vous demandons d'émettre
« (aujourd'hui que la tuberculose, presque partout
« accrue, submerge les campagnes) est donc la
« suite et la reprise de propositions déjà discu-
« tées, de propositions jugées recevables, de pro-
« positions envisagées déjà comme si opportu-
« nément applicables, qu'elles sont entrées en
« vigueur dans divers pays. »

« Si aujourd'hui, dit-il plus loin, l'Académie se
« ralliait à l'obligation, elle concluerait comme
« elle concluait avant-hier en matière de vac-
« cine. »

On a objecté à la déclaration obligatoire que
les médecins s'y refuseront pour ne pas heurter
plus d'un sentiment respectable. Ils n'auront pas
plus de motifs de s'y refuser, si la loi l'ordonne,
qu'ils n'ont raison de le faire pour les autres maladies, ainsi que nous venons de le voir. En fait,
la question ne doit pas être tranchée par le simple
transfert de l'énonciation de la tuberculose d'une
catégorie à l'autre ; elle est infiniment plus déli-
cate, et c'est en cette matière que le législateur
doit agir avec le plus de tact pour sauvegarder
l'intérêt général en évitant de sacrifier, d'une
manière peut-être inconsidérée et cruellement
inutile, les intérêts individuels des malades.

CHAPITRE V

Le rôle du Médecin. Comment il faudrait le comprendre. Modifications désirables à la loi de 1902.

L'étude détaillée à laquelle nous venons de nous livrer aboutit à cette conclusion que la loi, règle primordiale des rapports sociaux, s'impose à tous les citoyens; et que, parmi eux, le médecin, dont le rôle social est si élevé, doit tout le premier lui obéir et l'observer.

Mais si elle est éminemment respectable et si l'on doit s'incliner devant elle, il est cependant permis de se demander si elle atteint pleinement le but qu'elle se propose et si elle réglemente, de la façon la plus parfaite qu'il est possible, la matière qu'elle a voulu organiser.

Il est permis d'en douter, quand on constate ce fait extraordinaire et incompréhensible en apparence qui est la répugnance invincible du médecin à appliquer ses prescriptions, lui qui est cependant mieux placé que quiconque pour en comprendre toute la portée sociale. Pour quelle raison, supérieure à tous les raisonnements, supérieure même à tous les motifs de persuasion qu'il peut se fournir à lui-même, cet homme, qui souvent assume un rôle politique et connaît par cela même mieux que tout autre la portée d'une prescription légale, reste-t-il inerte, passif, et même sourdement ennemi de la loi ?

Sans doute, il est facile de lui imposer l'obéissance comme à tout citoyen ; à la rigueur, le moyen de coercition est simple et il a été proposé par ceux de ses confrères qui, négligeant toute préoccupation professionnelle, semblent n'avoir eu pour unique objectif que l'application de la loi : nous voulons dire qu'il n'y a qu'à appliquer strictement les rigoureuses pénalités prévues, au besoin à les augmenter par des textes nouveaux.

Est-ce là une solution à ce troublant problème?
Sera-ce parce qu'on aura multiplié les condamna-
tions, infligé des amendes, qu'on modifiera l'état
d'esprit du corps médical, et le rendra-t-on ainsi
moins hostile à une loi qu'il ne peut se résoudre à
appliquer?

Une telle question peut à peine se poser, car la
critique purement juridique suffit à la résoudre :
la loi sanitaire de 1902 est mal faite parce qu'elle
est mal conçue. Assurément, son principe de
défense sociale est éminemment juste et respectable, ce point est hors de toute contestation;
mais elle a trouvé, pour en assurer l'application,
le plus détestable procédé.

Lorsque nous avons fait ressortir l'impérieuse
nécessité de l'organisation d'une loi sanitaire,
nous avons constaté que la première pensée du
législateur devait être de solliciter l'intervention
de l'homme dont la mission est de veiller non
seulement à la santé des particuliers, mais en
même temps à la santé publique. Certes, l'intervention du médecin est primordiale, elle est indispensable, et l'on ne comprendrait pas qu'il en
fût autrement. Mais avant d'établir le mode de
cette intervention, le législateur aurait dû se rap-

peler le rôle social du médecin. Il devait d'autant plus l'avoir présent à l'esprit que précisément il le relevait encore dans la loi de 1892 par la suppression de l'officiat de santé. Et c'est précisément dans cette loi que, par une contradiction étrange, il donne au médecin, en matière sanitaire, une mission si essentiellement opposée au rôle qu'il venait de lui imposer.

Quel est donc ce rôle social du médecin? Le corps médical, dit Brouardel, est constitué par une catégorie d'hommes auxquels la société confère un monopole ou plus justement un privilège; en échange, elle leur demande certaines garanties pour sa sauvegarde. Ces garanties consistent essentiellement dans des études spéciales, longues et dispendieuses. Elles consistent aussi dans l'établissement chez le médecin d'une mentalité supérieure, d'un niveau moral assez élevé pour qu'il puisse faire de l'homme investi de cette noble mission plus qu'un simple praticien expérimenté, mais un guide sûr, un confident écouté, une sorte de confesseur laïque. En un mot, la Faculté n'a pas seulement appris, à cet homme, un métier de guérisseur, elle en a fait un cerveau armé pour l'étude perspicace des maux humains,

et aussi un cœur ouvert à la souffrance d'autrui.

Cette théorie du rôle social du médecin, qui
cadre si exactement avec celle du secret médical,
est manifestement méconnue par les lois de
1892 et de 1902. Pour quelles raisons, en effet, le
législateur a-t-il cru pouvoir donner au médecin,
qui a été le confident de la maladie, qui l'a soi-
gnée de toutes ses forces et de tout son cœur, le
rôle d'un simple agent de désinfection, auxiliaire
momentané de l'Administration municipale ?

Il est remarquable, en effet, que l'obligation
imposée au médecin n'a nullement pour effet de
rehausser encore son rôle. Bien au contraire, on
lui ordonne, sous des peines correctionnelles sévères et flétrissantes, d'accomplir une besogne de
salubrité. Aucune compensation ne lui est donnée. Son rôle n'est pas terminé lorsqu'il a quitté
le malade, il est obligé d'aller faire sa déclaration non seulement sans recevoir la moindre indemnité, mais encore sans la moindre garantie
contre les conséquences fâcheuses que peut en-
traîner contre lui l'accomplissement de ce devoir : il est chargé d'accomplir un service public,
et cependant il n'est pas protégé par le Code pé-

nal au même titre que le citoyen chargé d'un ministère de service public (1) ; c'est ainsi que l'on a
vu se produire la série exorbitante de procès
soutenus en 1896 contre ses calomniateurs, par
un médecin d'Arpajon, M. le Docteur Verdié ;
cette affaire, rappelée et commentée par Brouardel (*Exercice de la Médecine*, p. 132), montre que
parfois le médecin peut devenir victime de l'accomplissement de son devoir.

Avec M. le Professeur Widal, nous reconnaî-
trons « qu'il ne faut pas, comme on a trop de ten-
« dances à le faire, chercher dans des considé-
« rations, uniquement mesquines, la raison de la
« résistance opposée par certains médecins à
« l'application des règlements nouveaux. La
« cause en est due pour une grande part au brus-
« que changement d'idéal imposé par les décou-
« vertes modernes à une corporation plus atta-
« chée à ses devoirs qu'elle ne le pense elle-
« même. »

Il résulte de tout ce qui précède que le système
de la loi est mauvais et qu'il doit être remplacé
par un autre plus logique et plus en rapport avec

(1) Art. 224, C. pén.

l'état social et les garanties professionnelles dues au médecin.

Brouardel nous enseigne que le rôle du médecin, quand il s'agit de maladies épidémiques, est double : d'abord, il doit soigner le malade ; en second lieu, il doit prévenir la famille et l'Administration. Pourquoi donc étendre ainsi le rôle du médecin? Pourquoi ne pas le considérer toujours tel qu'il est depuis l'origine de l'organisation médicale, c'est-à-dire un rôle purement curatif? Pourquoi ne pas voir dans les soins donnés au malade l'unique source des obligations qui, de tous les temps, ont été celles du corps médical?

Cette notion de l'unité du rôle du médecin nous conduit à la seule solution du problème : la déclaration de la maladie doit être faite par les tiers intéressés qui en seront rendus directement responsables, c'est-à-dire par le chef de famille, le chef d'établissement ou le logeur.

Il est remarquable que cette idée a toujours dominé les préoccupations des médecins qui ont été associés à la confection de la loi de 1892.

Brouardel en avait fait la remarque dans les termes suivants : « La première objection est très « juste : on a dit que la déclaration obligatoire

« devrait être faite par le chef de famille et non
« par le médecin : c'est également mon avis ; mais
« comme il nous était impossible de faire voter
« par le Parlement la loi sur la santé publique
« avant la loi sur l'exercice de la médecine, nous
« avons dû inscrire l'obligation et l'imposer aux
« médecins dans la loi de 1892. Cet état de cho-
« ses n'est du reste que temporaire, car, dans la
« loi sanitaire dont je vous ai parlé et que le
« Sénat n'a pas encore votée, la déclaration des
« maladies épidémiques doit être faite d'abord
« par le chef de famille, puis par les parents, par
« le propriétaire de la maison, enfin par le méde-
« cin, comme cela a lieu pour les déclarations de
« naissances. »

Le temporaire, dénoncé publiquement par
l'éminent Professeur, est malheureusement de-
venu le régime définitif.

« Il est injuste et imprudent, dit M. Widal (1)
« que la responsabilité des déclarations des ma-
« ladies transmissibles pèse uniquement sur le
« médecin. C'est au chef de famille, au chef d'éta-
« blissement, au logeur, que doit incomber l'obli-

---

(1) WIDAL. *Bulletin de l'Académie de Médecine*, séance du 16 juin 1908.

« gation de cette déclaration. Cette mesure a été
« adoptée dans tous les pays où la déclaration
« est obligatoire ; le principe en a été admis par
« M. le Professeur Chantemesse, l'an passé,
« dans son rapport sur les épidémies, et elle est
« unanimement réclamée par les médecins, par
« la presse médicale, par l'Association générale
« des médecins de France.

« La Commission estime qu'elle doit unir sa
« voix aux autres pour demander cette modifi-
« cation de la loi. »

Récemment encore, le 8 mars 1908, l'Association des médecins de la Haute-Garonne a émis,
sur l'initiative de M. le Professeur Baylac, son
secrétaire, un vœu relativement à la déclaration
des maladies contagieuses et consistant à modifier la loi en faisant faire la déclaration par le chef
de famille et non par le médecin. Voici le texte
de ce vœu :

« 1° Que la loi du 15 février 1902 (sur la pro-
« tection de la santé publique) et relative à la
« déclaration des maladies contagieuses soit mo-
« difiée et que l'obligation de cette déclaration
« soit imposée, non pas aux médecins, mais aux
« chefs de famille ou aux directeurs des divers
« établissements ;

« 2° Que dans le cas où cette déclaration serait
« encore imposée aux médecins, une indemnité
« leur soit attribuée pour l'envoi aux autorités
« administratives des bulletins mentionnant les
« cas de maladies contagieuses. »

Dans sa séance du 23 avril 1908, le Secrétaire
général de l'Association générale de Prévoyance
et de Secours mutuels des médecins de France,
à laquelle ce vœu fut transmis, donna lecture de
l'ordre du jour suivant, reproduisant, sans le
citer, celui de la Société de la Haute-Garonne,
dans sa première partie : « Les membres de
« l'Association générale, réunis en Assemblée
« générale, le 26 avril 1908, prient instamment
« M. le Président du Conseil de vouloir bien dé-
« poser un projet de loi ayant pour but de modi-
« fier l'article 5 de la loi de 1902 sur la santé
« publique. La déclaration des maladies conta-
« gieuses ne doit pas être faite par le médecin,
« mais par le chef de famille, dûment prévenu
« par le médecin traitant des obligations que lui
« impose la loi et des sanctions pénales auxquel-
« les il s'exposerait en s'abstenant de faire la
« déclaration. »

L'ordre du jour fut accepté.

Voilà bien défini le rôle du médecin : il est par essence le surveillant obligé de la formalité de la déclaration. Son secret professionnel est ainsi respecté : il n'a pas à se porter dénonciateur, mais il est obligé de coopérer à la surveillance de la santé publique et à la sauvegarde de la vie des citoyens. Lors donc qu'une maladie contagieuse, que la loi ordonne au chef de famille de révéler, aura été passée sous silence par négligence ou par mauvais vouloir, à ce moment seulement il interviendra, et seul il peut intervenir parce que seul il est au courant de la maladie contagieuse : il avertira l'autorité publique en vertu des devoirs supérieurs qui lui sont imposés par son investiture médicale elle-même.

Et alors, la série odieuse des pénalités peut être renversée. Que l'on applique aux tiers les peines correctionnelles qui, aujourd'hui, sont réservées aux médecins ; quant à ce dernier, le seul sentiment intime de son devoir et de sa mission sociale devrait pouvoir être une sanction suffisante.

CONCLUSIONS

De l'étude que nous venons de faire, se dégage cette conclusion que, d'une part, l'intérêt primordial de la société réclame impérieusement une connaissance complète de tous les cas de maladies transmissibles et que, d'autre part, les médecins ne se soumettent pas ou se soumettent peu aux lois qui les obligent à déclarer ces maladies.

Leurs raisons, si elles ne sont pas irréfutables, méritent cependant d'être prises en considération, car ce sont elles qui opposent une barrière à l'exécution complète de la loi telle qu'elle existe actuellement. Et, d'ailleurs, les pouvoirs publics le comprennent si bien, que jamais la sanction pénale n'est appliquée aux médecins.

C'est donc que la nécessité d'une réglementation nouvelle se fait fortement sentir. Nous ne pouvons dire ce qu'elle sera, ou ce qu'il faudrait qu'elle fût dans le détail, c'est au législateur à l'établir d'une façon ferme et inéluctable. Nous nous contenterons de souhaiter qu'elle s'inspire avant tout des vœux raisonnables et pleinement justifiés de tout le Corps médical. Les médecins ne peuvent pas être et ne seront jamais des officiers de police sanitaire. Ce serait leur demander de remplir un rôle administratif qui n'a rien à faire avec leur profession.

Nous ne sommes plus au temps des léproseries, et combien il serait rationnel et plus en harmonie avec les belles idées de solidarité sociale, sans cesse en marche, de voir le malade venir, courageusement, par l'intermédiaire du chef de famille, dire à la société : je souffre et j'ai conscience que je suis un danger pour vous ; aidez-moi, luttons ensemble contre le mal, et si je ne puis le vaincre, faites, du moins, que je sois la seule victime.

BIBLIOGRAPHIE

Brouardel. — La Responsabilité médicale et le Secret médical. Paris, Baillière, 1898.

Brouardel. — L'exercice de la médecine et le charlatanisme. Paris, Baillière, 1899.

Borne. — Rapport fait au nom de la Commission d'hygiène publique, chargée d'examiner le projet de loi adopté avec modifications par le Sénat, ayant pour objet la protection de la santé publique (Presse médicale du 7 décembre 1901).

Bulletin de l'Académie de médecine, séance du 6 mars 1906.

Bulletin de l'Académie de médecine, séance du 16 juin 1908.

Dalloz. — Répertoire de législation, n° 18.

Dubrac. — Traité de jurisprudence médicale et pharmaceutique, 1893, p. 603.

Muteau (Ch.). — Assistance hospitalière.

De Lavarenne. — La nouvelle loi sanitaire (Presse médicale, n° du 21 décembre 1900).

Taylor. — Traité de médecine légale, traduction du Docteur Coutagne. Paris, 1881, pp. 29 et suiv.

Valentino (D' Ch.). — Le Secret professionnel en médecine, sa valeur sociale. Paris, C. Naud, 1903.

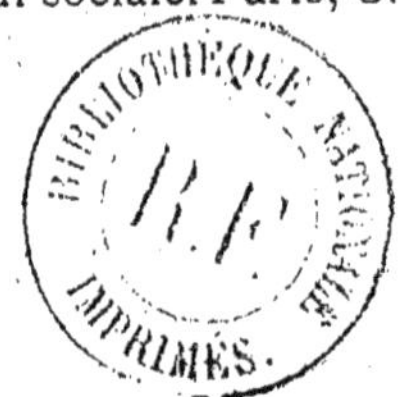

Toulouse. — Imp. J. Fournier, boulevard Carnot, 62

9 782019 226886